BEI GRIN MACHT SICH IHR WISSEN BEZAHLT

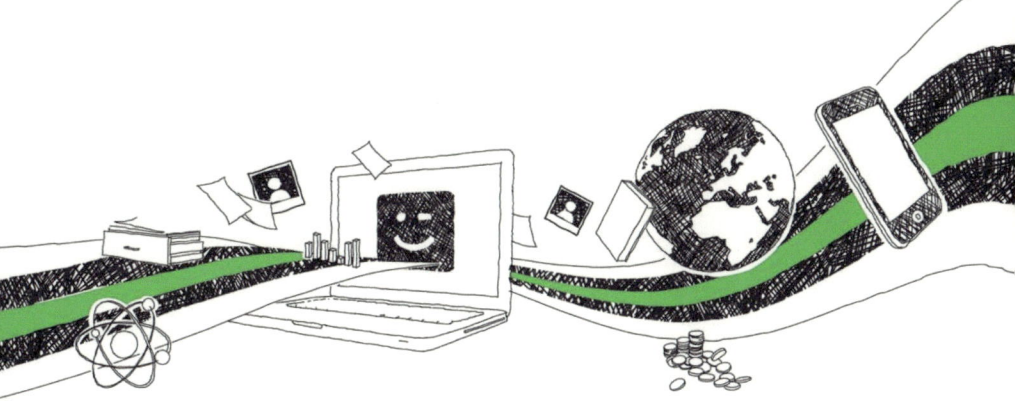
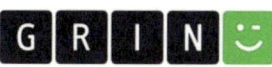

Julia Hock

Internationaler Menschenrechtsschutz, Homosexualität und AIDS-Prävention

GRIN Verlag

Bibliografische Information der Deutschen Nationalbibliothek:

Die Deutsche Bibliothek verzeichnet diese Publikation in der Deutschen National-
bibliografie; detaillierte bibliografische Daten sind im Internet über http://dnb.d-
nb.de/ abrufbar.

Impressum:

Copyright © 2013 GRIN Verlag GmbH
Druck und Bindung: Books on Demand GmbH, Norderstedt Germany
ISBN: 978-3-656-41042-3

Dieses Buch bei GRIN:

http://www.grin.com/de/e-book/212817/internationaler-menschenrechtsschutz-
homosexualitaet-und-aids-praevention

GRIN - Your knowledge has value

Der GRIN Verlag publiziert seit 1998 wissenschaftliche Arbeiten von Studenten, Hochschullehrern und anderen Akademikern als eBook und gedrucktes Buch. Die Verlagswebsite www.grin.com ist die ideale Plattform zur Veröffentlichung von Hausarbeiten, Abschlussarbeiten, wissenschaftlichen Aufsätzen, Dissertationen und Fachbüchern.

Besuchen Sie uns im Internet:

http://www.grin.com/

http://www.facebook.com/grincom

http://www.twitter.com/grin_com

Internationaler Menschenrechtsschutz, Homosexualität und AIDS-Prävention

Julia Hock
Pädagogische Hochschule Freiburg
2013

Inhaltsverzeichnis

Einleitung

Es gibt wohl wenige Themen, die so häufig den Gegenstand kontroverser Diskussionen von Kirche, Politik und Gesellschaft bieten wie Homosexualität, internationaler Menschenrechtsschutz und AIDS-Prävention. Eine Kombination dieser drei Themen zeigt schnell deren konkreten Zusammenhang und die daraus hervorgehenden bundesweiten und internationalen Wechselwirkungen auf.

Um die gesundheitspolitische Komponente der AIDS-Prävention adäquat bemessen zu können, ist es deshalb vorab notwendig, den Menschenrechtsschutz in Bezug zu Homosexualität und die gemeinsamen Auswirkungen dessen abzuhandeln.

Die vorliegende Arbeit befasst sich zu diesem Zweck im ersten Teil mit der generellen Frage des Menschenrechts um sich im zweiten Teil mit der Geschichte der Homosexualität und des damit einhergehenden gesellschaftlichen Umgangs in Vergangenheit und Gegenwart beschäftigen zu können. Der dritte Teil bezieht sich anschließend auf die AIDS-Prävention, unterschieden nach Präventionsmaßnahmen in der Bundesrepublik und Präventions- und Interventionsmaßnahme im Ausland mit dem besonderen Fokus auf die Europäische Union.

1. Menschenrechte

Die heute bestehenden Menschenrechte sind eine Erfolgsstatistik, die nicht durch Regierungen, sondern durch Jahrhunderte lange Kämpfe der Völker und einzelner Revolutionäre erzielt werden konnten. Um sich mit dem Thema internationaler Menschenrechtsschutz und den daraus hervorgehenden Konsequenzen beschäftigen zu können, ist es deshalb notwendig, einen kurzen geschichtlichen Überblick über die Menschenrechtsbewegung zu erlangen:

1698 fand in England die Glorious Revolution statt, eine der ersten Revolutionen im Namen der Menschenrechte, die die Etablierung der bürgerlichen Grundrechte („Bill of Rights") zur Folge hatte. Fast ein Jahrhundert später folgte schließlich 1776 die Durchsetzung des „Bill of Rights" auch in Virgina und 1789 schloss sich Frankreich innerhalb der französischen Revolution mit der Allgemeinen Erklärung der Menschen- und Bürgerrechte dem Kampf für die bürgerlichen Freiheitsrechte an. Anfang bis Mitte des 20. Jahrhunderts machte das Civil Rights Movement, eine Bürgerrechtsbewegung der Afro-Amerikaner, Schlagzeilen und 1948 folgte die Allgemeine Menschenrechtserklärung. Auch die Menschenrechtspakete der Vereinten Nationen

Ende der 90er Jahre trugen ihren Anteil zum modernen Stand der Menschenrechtsverordnung bei. (vgl. Opitz 2002)

Heute haben nur noch wenige Staaten Verfassungen mit wenigen oder sogar keinen Grundrechten und im internationalen Menschenrechtsschutz lässt sich ein großer Fortschritt durch große übergreifende und überwachende Institutionen feststellen. Dennoch stellen Rechtsnorm und Rechtswirklichkeit häufig einen großen Unterschied dar. Ein großes Defizit ist, dass es noch immer kein eindeutig festgelegtes Verfahren zur Intervention bei massiven Menschenrechtsverletzungen gibt und die Forderungen nach einer professionell ausgebildeten internationalen "Eingreiftruppe" immer lauter werden. Seit 1998 existiert zudem die "Erklärung der Vereinten Nationen zum Schutze von Menschenrechtlern", da es vermehrt zu Angriffen gegen Personen kam, die sich gegen Menschenrechtsverletzungen einsetzten. (vgl. Opitz 2002)

Der Jahresbericht von Amnesty International aus dem Jahr 1998 zeigte trotz diesen großen Fortschritten auf dem Gebiet des Menschenrechtsschutzes sehr konkret die stetig negative Situation, die auf der anderen Seite weiter besteht, auf: 1998 kam es in 141 von 190 Staaten zu Verstößen gegen die Menschenrechtsverordnung, in 117 Staaten fanden Folterungen – zum Teil mit Todesfolge – statt und in 53 Ländern bestanden immer noch Arbeitslager. Zudem ließ sich in vielen Gebieten eine extreme Armut verzeichnen: 1998 lebten 1,5 Milliarden Menschen mit weniger als 1 $ pro Tag, 2,4 Milliarden Menschen hatten keinen Zugang zu Sanitäreinrichtungen, mehr als eine Milliarde Menschen hatte keinen Zugang zu sauberem Trinkwasser und 900 Millionen Menschen waren unterernährt.

Auf internationaler Ebene bedeutet dies eine weiterhin bestehende Fülle an Herausforderungen und Aufgaben, wie die Verteidigung der schon bestehenden Normsetzung, die Verbesserung und Errichtung von Vertragsorganen zum Menschenrechtsschutz und eine internationale Aufbauhilfe für demokratische Strukturen. (vgl. Opitz 2002)

Um eine Weltorganisation mit einer übergreifenden „Weltordnung" schaffen zu können, müssen dafür vor allem der innerkulturelle und der innergesellschaftliche Diskurs gefördert werden, denn anhand der Geschichte lässt sich erkennen, dass die „Fortentwicklung von Menschenrechten kein abgeschlossener, statischer, sondern ein zutiefst dynamischer Prozess ist" (Mengel 2010, S. 39).

2. Homosexualität

Im 19. Jahrhundert wird Homosexualität als Geisteskrankheit definiert. Später versuchen diverse Ärzte, die „Krankheit" medizinisch und psychologisch zu behandeln und noch in den 70er Jahren gibt es operative Gehirnbehandlungen um die betroffenen Menschen zu „heilen". Und in den 90er Jahren etablieren sich so genannte „Heiler" aus fundamentalistisch-christlichen Organisationen, die dem „Homo-Gen" entgegenwirken wollen. (vgl. Sigusch 2010) Es wird offensichtlich, dass die Menschheit sich schon lange mit dem Thema Homosexualität beschäftigt. Innerhalb der fortwährenden Diskussion über Menschenrechtsschutz muss auch die Problematik homosexueller Menschen betrachtet werden, denn häufig fallen diese Verstößen gegen Menschenrechtsordnungen zum Opfer. Dazu soll zuerst die Geschichte der Homosexuellen von Verachtung und Verfolgung bis hin zur Emanzipation betrachtet werden:

538 wird männlicher Verkehr (zusammen mit Gotteslästerung) verboten, weil es laut der damaligen Meinung zu Hungersnöten, Erdbeben und der Pest führt. Bis zum 18. Jahrhundert gilt daraufhin auf Homosexualität die Todesstrafe und auch danach bleibt die sexuelle gleichgeschlechtliche Orientierung unter Strafe gestellt. Jahrhunderte später werden im Nationalsozialismus tausende Homosexuelle durch den „rosa Winkel" in Konzentrationslagern umgebracht. (vgl. Sigusch 2010) Zwischen 1950 und 1965 werden circa 45.000 Personen im Rahmen der Repression wegen Homosexualität verurteilt (vgl. Gammerl 2010). Erst als 1968 der Paragraph für die Strafbarkeit von Homosexualität abgesetzt wird, schaffen die Schwulenbewegungen und Liberalisierungen 1968-88 in Ostdeutschland und 1969 – 1973 in Westdeutschland sowie die Lesbenbewegungen Ende der 70er Jahre in Ostdeutschland und Anfang der 80er Jahre in Westdeutschland eine offensichtliche Etablierung der schwulen und lesbischen Subkultur durch Schwulen- und Lesbenbars, eigene Zeitschriften und einer damit einhergehenden Veränderung der gesellschaftlichen Wahrnehmung von Homosexualität (vgl. Sigusch 2010, Gammerl 2010). Als in den 80er Jahren ein vermehrtes Auftreten der Immunerkrankung AIDS, zu dem Zeitpunkt die typische „Schwulenkrankheit", zu verzeichnen ist, steigt die Angst vor kollektiver Diskriminierung in der Schwulenszene wieder an, aber da der Staat unterstützend mit der Bildung neuer Organisationen reagiert, nimmt die gesellschaftliche Anerkennung wider allen Erwartens sogar zu. 1988 tritt das Gesetz für juristische Gleichberechtigung für

Schwule und Lesben in Kraft, allerdings ist dies bis 1994 nur für Personen über 21 Jahren zulässig.

Im gemeinschaftlichen Kampf um die Gleichstellung können Schwule und Lesben 2001 einen weiteren Erfolg verzeichnen, als das Lebenspartnerschaftsgesetz erlassen wird. (vgl. Gammerl 2010)

Mittlerweile hat sich die Bedeutung des Ausdrucks „homosexuell" vom Negativen zum Neutralen verschoben und vor allem das Bild des „typischen" Schwulen und des "typischen" Hetero-Mannes wurde gesellschaftlich gelockert, da Sexualität und individuelle Lebensformen offener geworden sind (vgl. Sigusch 2010, Gammerl 2010).

Bei einer Studie zu negativen Einstellungen, die 2006 in Deutschland durchgeführt wurde, äußerten jedoch etwa die Hälfte aller Befragten negative Einstellungen gegenüber Homo- und Bisexuellen (vgl. Steffens 2010). Daraus lässt sich folgern, dass häufig nur Toleranz vorgegeben wird, Homosexuelle aber immer noch Minderheitsstatus haben und daher in einem erhöhten Risiko leben, an psychischen Problemen zu erkranken:

"Danach wird Minoritätenstress als der vermehrte Stress identifiziert, dem Angehörige von stigmatisierten sozialen Gruppen auf Grund ihrer Minderheitenposition ausgesetzt sind. Minderheitenstress ist zudem chronisch, weil er stabilen sozialen und kulturellen Strukturen unterliegt; er basiert auf sozialen Prozessen, Institutionen und Strukturen." (Steffens 2010, S. 14)

Heterosexualität gilt noch immer als Norm, Homosexualität als „das Gegenüber der Heterosexualität, das erklärungsbedürftige Andere" (Eggeling 2010, S. 23). Dies führt zu Heterosexismus, also der Annahme der Überlegenheit der heterosexuellen Orientierung. Beispiele hierfür sind die Fragen „Sind Sie verheiratet?" oder „Hat er schon eine Freundin?", die automatische Annahme dessen, dass der Partner andersgeschlechtlich ist oder die Diskussion darüber, ob es für Kinder gut sei, bei homosexuellen Paaren aufzuwachsen, da hierbei die „Gefahr" bestehe, dass die Kinder dann ebenfalls homosexuell werden könnten. Zwar existiert seit 2006 das allgemeine Gleichbehandlungsgesetz, trotzdem lässt sich immer wieder gesetzliche Ungleichheit von Homosexuellen im Vergleich zu Heterosexuellen beobachten: Im Grundgesetz wird in Artikel 1 zwar die Ungleichbehandlung aufgrund von Geschlecht, Herkunft und Abstammung, Sprache, Glaube und politischer Anschauung sowie Behinderung verboten, die sexuelle Identität wird jedoch nicht erwähnt. Das 2001 erlassene Lebenspartnerschaftsgesetz sieht trotz Artikel 20 der Charta der Grundrechte der Europäischen Union "Alle Personen sind vor dem Gesetz gleich." (Charta der Grundrechte der Europäischen Union 2000, S. 13) keine Gleichstellung im Steuerrecht vor und auch in Bezug auf das Adoptionsrecht weisen homo- und heterosexuelle Paare Unterschiede auf. „Familientarife" gelten häufig nur für heterosexuelle Paare und Kinder aus so genannten „Regenbogenfamilien" werden in manchen Kindertagesstätten nicht aufgenommen. Auch die Kirche radikalisiert Homosexualität weiterhin als "sündhaftes, abwegiges Verhalten, das schwer gegen die Keuschheit verstößt". Zur Verringerung der mangelnden Gleichberechtigung soll das *Sexual Identity Mainstreaming* beitragen, dass überprüft, ob institutionelle Grundlagen sowohl einer hetero- als auch einer homosexuellen Lebensweise entsprechen. (vgl. Steffens 2010)

Homosexuelle haben trotz all der Entwicklungen und Fortschritte im Bereich des Menschenrechtsschutzes auch heute unter Verfolgung und Diskriminierung zu leiden. In sieben Ländern, darunter der Iran, der Jemen und der Sudan, gilt auf Homosexualität auch heute noch die Todesstrafe und in Kenia, Uganda, Indien und Pakistan erwarten Homosexuelle mehr als zehn Jahre Haft. Im Artikel 2 der Charta der Grundrechte der Europäischen Union ist festgelegt:

"(1) Jede Person hat das Recht auf Leben.

(2) Niemand darf zur Todesstrafe verurteilt oder hingerichtet werden."

(Charta der Grundrechte der Europäischen Union 2000, S. 9)

Bei einer Abstimmung im Dezember 2008 stimmten trotzdem nur 66 von 192 Ländern für eine Erklärung gegen die Diskriminierung von Homosexuellen. (vgl. Sigusch 2010, Mengel 2010)

Bei einer Studie zum Thema „Gewalt gegen Homosexuelle" berichteten 55% aller Schwulen von Beleidigungen im Alltag, 21% von Bedrohungen, 16% von tätlichen Angriffen und 14% von Ausgrenzung in der Arbeit, während die Zahlen bei lesbischen Frauen deutlich geringer waren (vgl. Steffens 2010).

Aktuell können jedoch Diskriminierung, Ächtung und Verfolgung von Homosexuellen vollkommen offen und legitim von Religionsgemeinschaften, Einzelpersonen und Regierungen ausgelebt werden, weil das Schweigen der "Anderen" überwiegt. Dies widerspricht jedoch den Prinzipien des Menschenrechtsschutzes, der eine erfüllte Sexualität als Faktor des Strebens nach Glück und somit als unantastbares Menschenrecht definiert. (vgl. Mengel 2010)

"Dabei spielt der Begriff der Menschenwürde und die Erkenntnis, dass zur Persönlichkeit und Würde eines Menschen auch dessen Sexualität gehört, eine entscheidende Rolle." (Mengel 2010, S. 35)

Die Ursachen der Verfolgung, Diskriminierung und Ächtung von Homosexuellen können einerseits religiöse Gründe, wie vor allem bei der christlichen Kirche und dem Islam, sein, innerhalb derer Homosexualität früher als das schlimmste Verbrechen (sogar schlimmer als Mord) galt und auch heute noch als Verstoß gegen das

Sittengesetz mit Ausgrenzung geahndet und häufig mit Pädophilie gleichgesetzt wird (vgl. Mengel 2010). Als Brasilien 2003 eine Resolution gegen die Diskriminierung von Homosexuellen und der Erklärung der sexuellen Orientierung als Menschenrecht vorlegte, lautete die Antwort des Vatikans:

„Die sexuelle Orientierung eines Menschen ist kein Recht. Zudem kann ein Mensch an der Ausübung seines Rechts gehindert werden, ohne dass dies eine Diskriminierung ist. Ein Rückzug (der Resolution) würde nicht nur viel Zeit sparen, sondern auch eine weitere Vertiefung des Zwistes verhindern zwischen westlichen Ländern und solchen Staaten, die einem anderen Kulturkreis angehören und andere religiöse und gesetzgeberische Traditionen haben." (Mengel 2010, S. 39)

Gleichzeitig stellt sich aber auch die Frage ob nicht umgekehrt das Zölibat der katholischen Kirche und die extreme Abwendung von der Homosexualität zu sexueller Unreife, Pädophilie und vergleichbarem führen können (vgl. Sigusch 2010).

Auch historisch-politische Gründe haben Auswirkungen auf Menschenrechtsverletzungen gegenüber Homosexuellen. Im Originaltext der historischen Strafgesetze der Kolonialmächte heißt es:

„Solche Entartete haben kein Recht und keine Fähigkeit, in der bürgerlichen Gesellschaft zu existieren, sie sind in hohem Grad gemeingefährlich, sie sind es auf Lebensdauer, denn gegenüber ihrer organischen Störung erweist sich die ärztliche Kunst machtlos. Man halte sie hinter Schloss und Riegel auf Lebenszeit, aber man brandmarke sie nicht als Verbrecher, sie sind Unglückliche, die Mitleid verdienen." (Mengel 2010, S. 37)

Da solche Schriften heute als Reliquien der nationalen Kultur gehandhabt werden, haben sie insbesondere für ältere Generationen noch Gültigkeit (vgl. Mengel 2010).

Auch die Theorie, dass in der allgemeinen Gesellschaft „Homosexualität anders als Heterosexualität unwillkürlich mit ausgelebter Sexualität oder dem unaufhaltsamen Drang, dies immer und überall zu tun, assoziiert wird" (Eggeling 2010, S. 26), trägt zur Verachtung von Homosexualität bei, da dieser Gedanke Angst und Verunsicherung hervorrufen kann (vgl. Sigusch 2010).

In der Menschenrechtspolitik Deutschlands und der Europäischen Union ist die Liebe zwischen erwachsenen Menschen allerdings als Teil der Menschenrechte definiert und nicht als Teil der staatlichen oder gesetzlichen Regulation (vgl. Mengel 2010). Homosexualität wird in der Charta der Grundrechte der Europäischen Union als angeborene Persönlichkeitseigenschaft und nicht als Krankheit oder bewusste Entscheidung für einen Lebensstil definiert und ist somit ebenfalls im Artikel 21 aufgeführt:

"(1) Diskriminierungen, insbesondere wegen des Geschlechts, der Rasse, der Hautfarbe, der ethnischen oder sozialen Herkunft, der genetischen Merkmale, der Sprache, der Religion oder der Weltanschauung, der politischen oder sonstigen Anschauung, der Zugehörigkeit zu einer nationalen Minderheit, des Vermögens, der Geburt, einer Behinderung, des Alters oder der sexuellen Ausrichtung, sind verboten." (Charta der Grundrechte der Europäischen Union 2000, S. 13)

3. AIDS-Prävention

"Im Jahr 2006 waren weltweit 39,5 Mio. Menschen mit dem HI-Virus infiziert, 4,3 Mio. Menschen steckten sich neu an. Seit Beginn der Epidemie sind über 25 Mio. Menschen an der Krankheit gestorben, 2,6 Mio. Erwachsene und 380.000 Kinder allein im Jahr 2006." (Aktionsplan zur Umsetzung der HIV-AIDS-Bekämpfungsstrategie der Bundesregierung 2007, S. 7) Homo- und bisexuelle Männer stellen die größte Risikogruppe für eine HIV-Infektion dar und sind somit gleichzeitig die Hauptzielgruppe für Präventionsmaßnahmen jeglicher Art. Mitte der 80er Jahre stieg die AIDS-Sterberate auf den Höhepunkt, sank danach aber durch diverse Präventionsmaßnahmen, die Angst und somit das verminderte Sexualverhalten schwuler Männer sowie die Bildung einer großen Koalition zur Unterstützung der Risikoprävention homosexueller Männer Ende der 80er Jahre ab. Durch die verstärkten Interventionsmaßnahmen stieg das Sexualverhalten Anfang der 90er daraufhin wieder an und als 1996 die antiretrovirale Kombinationstherapie eingeführt, nahmen auch ungeschützte Sexualkontakte wieder zu. Das „neue" AIDS stellte plötzlich eine behandelbare chronische Erkrankung dar und wurde nicht mehr unweigerlich mit dem Tod in Verbindung gebracht. Als 2008 in den Empfehlungen der Eidgenössischen Kommission zudem veröffentlicht wurde, dass HIV-infizierte Menschen ohne Geschlechtskrankheiten unter erfolgreicher medikamentöser Therapie nicht sexuell ansteckend sind, verloren HIV-Infizierte auch den Ruf eine „permanent bedrohliche Infektionsquelle" (Bochow 2010, S. 45) zu sein. Laut dem Robert-Koch-Institut und den Beratungsstellen der AIDS-Hilfen scheinen die Neuinfektionen seit dieser Empfehlung vor allem bei jungen Erwachsenen anzusteigen, aber empirische Untersuchungen bestätigen bis jetzt nur, dass weitere sexuell übertragbare Krankheiten zunehmen, die das Risiko, an AIDS zu erkranken, erhöhen. Denn obwohl Kondome beim Analverkehr in den Befragungen von MSM zwischen 1991 und 2007 größtenteils als störend beschrieben werden und einige wenige vor „Kondomisierung" und „Sterilisierung" der Sexualität warnen, blieb dennoch das

Präventionsverhalten konstant hoch: 70% der befragten Männer gaben an, innerhalb des letzten Jahres keinen ungeschützten Geschlechtsverkehr gehabt zu haben und etwa die Hälfte berichtete, regelmäßig einen prophylaktischen HIV-Test zu machen. Auch diverse Risikominimierungsstrategien wie das so genannte „Serosorting", die Auswahl von Sexualpartnern mit demselben HIV-Testergebnis, nehmen in der schwulen Szene zu. (vgl. Bochow 2010)

Durch die Betrachtung des geschichtlichen Abrisses lässt sich die These aufstellen, „dass das gesamtgesellschaftliche Klima auch einen Teil des Infektionsklimas ausmacht." (Bochow 2010, S. 41)

Deshalb ist neben den Präventionsmaßnahmen für homosexuelle Männer auch eine Bewusstmachung der Gesellschaft zur Förderung der öffentlichen Toleranz eine wichtige Aufgabe der deutschen und europäischen Gesundheitspolitik.

3.1. Deutschland

Die allgemeinen Ziele des 2007 erschienenen Aktionsplan zur Umsetzung der HIV-AIDS-Bekämpfungsstrategie der Bundesregierung sind die Minimierung der Neuinfektionen durch eine Wissensvermittlung über AIDS, sexuell übertragbare Krankheiten und adäquater Schutzmaßnahmen besonders bei Jugendlichen und die Optimierung von Hilfs- und Beratungsangeboten für Betroffene. Seit 1978 existiert zu diesem Zweck zum Beispiel die Kampagne „Gib AIDS keine Chance" der BzgA, die auf Prävention durch Information, Motivation und Kompetenzförderung abzielt. Weitere Zielgruppen, die bei Präventionsmaßnahmen einbezogen werden sollten, sind neben Jugendlichen und homosexuellen Männern einerseits Soldaten und Soldatinnen, die aufgrund häufiger Auslandseinsätze ein erhöhtes Infektionsrisiko haben und Migranten und Migrantinnen, die sich teilweise schon im Herkunftsland infiziert haben. Auch kommerzielle Einrichtungen für sexuelle Begegnungen, die Pharmawerbung, Schwangere und Drogenabhängige sowie aufgrund erhöhten Drogenkonsums häufig betroffene Risikogruppen wie Häftlinge und Prostituierte müssen in Präventionsmaßnahmen einbezogen werden. Durch anonyme und kostenlose HIV-Tests, Beratungen und gleichberechtigten Zugang zu medizinischer und psychosozialer Versorgung unabhängig von Geschlecht, Herkunft, Infektionsrisiko oder Krankenversicherungsstatus für alle HIV-Infizierten können eine universelle Prävention und Intervention ermöglicht werden. Eine Ausgrenzung von erkrankten Personen wird häufig mit dem Vertuschen der Krankheit beantwortet, wodurch kein verantwortungsbewusster Umgang mit AIDS und HIV stattfinden kann. Das Allgemeine

Gleichbehandlungsgesetz zum Schutz der Menschenrechte von HIV-Infizierten sieht die "Verhinderung oder Beseitigung von Benachteiligungen aus Gründen der Rasse oder wegen der ethnischen Herkunft, des Geschlechts, der Religion oder Weltanschauung, einer Behinderung, des Alters oder der sexuellen Identität" (Aktionsplan zur Umsetzung der HIV-AIDS-Bekämpfungsstrategie der Bundesregierung 2007, S.26) vor um ein gemeinschaftliches, solidarisches Klima für die Betroffenen zu schaffen. Um all diese Ziele in Deutschland umsetzen und somit einen übergreifenden Präventionsansatz gewährleisten zu können ist eine Zusammenarbeit mit dem Bund, den Länder, den Medien, der Deutschen AIDS-Hilfe und der Deutschen AIDS-Stiftung, der Kirche und der Europäischen Union unabdingbar. (vgl. Aktionsplan zur Umsetzung der HIV-AIDS-Bekämpfungsstrategie der Bundesregierung 2007)

3.2. Ausland

Global betrachtet erkranken weltweit immer mehr Frauen an AIDS. Mittlerweile sind 50% aller Infizierten weiblich, in Sub-Sahara-Gebieten sogar bis zu 60%. In diesen afrikanischen Gebieten südlich der Sahara sind außerdem zwei Drittel aller Betroffenen zu lokalisieren und auch in China, Indien und Osteuropa lässt sich ein hoher Anstieg verzeichnen. Durch internationale Zusammenarbeit und effektive Präventionsprojekte konnten die Kosten für antiretrovirale Therapien von jährlich 10.000 $ auf bis zu 150 $ gesenkt werden, wodurch sich die Zahl der medikamentös eingestellten Personen in Südafrika im Lauf der letzten zwei Jahre verachtfacht werden konnte. Dennoch hat tatsächlich aber nur ein Viertel aller Betroffenen Zugang zu medizinischer Hilfe. Zwischen Armut, sozialer Ungleichheit, Diskriminierung von Frauen, schlechten Bildungs- und Gesundheitssystemen, mangelnder Demokratie und der Ausbreitung von AIDS besteht eine hohe Wechselwirkung und Länder mit hoher AIDS-Prävalenz lassen sich nahezu immer durch eine verminderte Wirtschaftlichkeit charakterisieren. Zur Bekämpfung der Erkrankung und zur Förderung der Prävention erschienen in der letzten Jahren verschiedene Beschlüsse und Organisationen. In der Milleniumserklärung der Vereinten Nationen aus dem Jahr 2000 wurde das generelle Ziel der Bekämpfung der Ausbreitung von HIV und AIDS bis zum Jahr 2015 gesetzt und in den Sondergeneralversammlungen 2001 und 2006 wurden, genauso wie in den G8-Gipfeltreffen 2001, 2005 und 2006, die Erreichung eines universellen Zugangs zu medizinischer und psychosozialer Hilfe für alle Betroffenen angestrebt. 2002 entstand der globale Fond zur Bekämpfung von AIDS, Tuberkulose und Malaria, mit Hilfe dessen die verschiedenen Maßnahmen und Mittel zur Bekämpfung von HIV und AIDS finanziert werden soll. Außerdem gründeten sich einige Sonderorganisationen der Vereinten Nationen, wie die UNAIDS, die WHO, die Weltbank, die Internationale Arbeitsorganisation, die UNFPA, die EU oder die African Union, die ebenfalls einen großen Teil zur AIDS-Bekämpfung und –Prävention beitragen. Die vier Grundsätze auf denen alle internationalen Aktionen aufgebaut werden, lauten:

1. Menschenrechtsschutz, also das Recht auf sexuelle und reproduktive Gesundheit, die Geschlechtergleichstellung, die Achtung der Menschenwürde und das Recht auf Zugang zum Gesundheitswesen.

2. HIV-/AIDS-Mainstreaming in der Entwicklungszusammenarbeit, welches durch Integration auf allen Sektoren erreicht werden kann

3. Capacity-Development, also der effektive und effiziente Einsatz von Ressourcen auf allen Ebenen

4. die Förderung der Gleichberechtigung von Männern und Frauen, da Frauen durch sexuelle Gewalt, mangelnden Zugang zu Bildungseinrichtungen, höhere biologische Verwundbarkeit und häufige ökonomische Abhängigkeit in sexuellen Beziehungen stärker unter Diskriminierung leiden als Männern und dadurch eine besondere Risikogruppe darstellen.

"Da HIV/AIDS in vielen Gesellschaften mit abweichendem Sexualverhalten und Tod assoziiert wird, werden Menschen, die mit HIV/AIDS leben und ihre Angehörigen sowohl im familiären wie im beruflichen und politischen Bereich diskriminiert" (Aktionsplan zur Umsetzung der HIV-AIDS-Bekämpfungsstrategie der Bundesregierung 2007, S. 79)

Durch Antidiskriminierungsmaßnahmen und finanzielle und technische Unterstützung von Selbsthilfegruppen kann die Testungsbereitschaft erhöht werden und so der Zugang zu kostenlosen Tests, Beratungen und Behandlungen zum Beispiel auch im Rahmen der betrieblichen Gesundheitsförderung gelegt werden. Die Ausgangsvoraussetzung für eine erfolgreiche Bekämpfung von AIDS stellt hierbei ein funktionierendes Gesundheitssystem dar, da schlecht funktionierende Gesundheitssysteme durch eine Pandemie nur noch zusätzlich geschwächt werden, während den Erkrankten in schlecht ausgebildeten Systemen nicht geholfen werden kann. In Afrika zum Beispiel fehlen etwas vier Millionen Fachkräfte, da viele aufgrund der AIDS-Erkrankung sterben und viele weitere aufgrund schlechter Bezahlung auswandern. In diesem und vergleichbaren Ländern muss die Verbesserung der Gesundheitssysteme und die Einrichtung von solidarisch finanzierten Krankenversicherungssystemen der erste Schritt sein, bevor der Zugang zu kostenlosen, anonymen HIV-Tests oder zu antiretroviralen Therapiemöglichkeiten etabliert werden können. Auch der Zugang zu Kondomen, Femidomen und sterilem Drogenbesteck muss verbessert werden, sowohl materiell als auch informativ. (vgl. Aktionsplan zur Umsetzung der HIV-AIDS-Bekämpfungsstrategie der Bundesregierung 2007) Dabei ist eine internationale Kooperation essentiell:

"Da die Bekämpfung der globalen HIV/AIDS-Pandemie eine Aufgabe darstellt, die von einzelnen Ländern allein nicht zu bewerkstelligen ist, bedarf es einer intensiven Zusammenarbeit auf internationaler Ebene. Durch die Koordination der Aktivitäten mit anderen Gebern im Rahmen einer nationalen HIV/AIDS-Strategie kann die Nachhaltigkeit von Projekten verbessert werden." (Aktionsplan zur Umsetzung der HIV-AIDS-Bekämpfungsstrategie der Bundesregierung 2007, S. 61)

4. Schluss

Die Definition von erfüllter Sexualität und der Liebe zwischen erwachsenen Menschen als schützenswürdiges Menschenrecht ist nicht nur die Grundlage für die internationale Menschenrechtsbewegung von Homosexuellen sondern stellt als Antidiskriminierungsmaßnahme gleichzeitig den Ansatz für eine effektive AIDS-Prävention dar.

Um gesundheitspolitische Erfolge in Bezug auf eine Verringerung von Neuinfektionen und optimierte Behandlung von Erkrankten erzielen zu können ist es deshalb auch notwendig, Homosexuelle zu unterstützen, denn sie sind und bleiben die größte Risikogruppe für HIV-Infektionen.

Eine gesamtgesellschaftliche Toleranz kann durch die dahingehende internationale Neudefinition der Menschenrechte zwar nicht gewährleistet werden, aber dennoch stellt sie einen weiteren Schritt für eine Verbesserung des momentanen „Status quo" dar, der nicht nur zu einer Achtung der Grundrechte, sondern auch zu einer Optimierung des Gesundheitszustandes der Weltbevölkerung beitragen kann.

Literaturverzeichnis

Charta der Grundrechte der Europäischen Union (2000). Luxemburg: Amt für Amtliche Veröff. der Europ. Gemeinschaften.

Aktionsplan zur Umsetzung der HIV-AIDS-Bekämpfungsstrategie der Bundesregierung (2007). 3., überarb. Aufl., Stand: März 2007. Bonn, Berlin: Bundesministerium für Gesundheit [u.a.].

Bochow, Michael (2010): AIDS-Prävention: Erfolgsgeschichte mit offenem Ausgang. In: Bundeszentrale für politische Bildung (Hg.): Homosexualität 60.2010,15-16. Bonn: Bundeszentrale f. Politische Bildung, S. 41–46.

Eggeling, Tatjana (2010): Homosexualität und Fußball - Ein Widerspruch? In: Bundeszentrale für politische Bildung (Hg.): Homosexualität 60.2010,15-16. Bonn: Bundeszentrale f. Politische Bildung, S. 20–26.

Gammerl, Benno (2010): Eine Regenbogengeschichte. In: Bundeszentrale für politische Bildung (Hg.): Homosexualität 60.2010,15-16. Bonn: Bundeszentrale f. Politische Bildung, S. 7–13.

Mengel, Hans-Joachim (2010): Homosexualität und internationaler Menschenrechtsschutz. In: Bundeszentrale für politische Bildung (Hg.): Homosexualität 60.2010,15-16. Bonn: Bundeszentrale f. Politische Bildung, S. 33–40.

Opitz, Peter J. (2002): Menschenrechte und internationaler Menschenrechtsschutz im 20. Jahrhundert. Geschichte und Dokumente. München: Fink.

Sigusch, Volkmar (2010): Homosexuelle zwischen Verfolgung und Emanzipation. In: Bundeszentrale für politische Bildung (Hg.): Homosexualität 60.2010,15-16. Bonn: Bundeszentrale f. Politische Bildung, S. 3–7.

Steffens, Melanie Caroline (2010): Diskriminierung von Homo- und Bisexuellen. In: Bundeszentrale für politische Bildung (Hg.): Homosexualität 60.2010,15-16. Bonn: Bundeszentrale f. Politische Bildung, S. 14–20.